Autoimmun – gegen sich selbst!

Naturheilkundliche Erfahrungen und Betrachtungen aus der Praxis, in der Praxis, für die Praxis

Originalausgabe Mai 2017

Copyright © 2017 by Dieter Wippermann

Zum Freistuhl 4 – D-33178 Borchen

Alle Rechte vorbehalten. Das Werk darf – auch teilweise – nicht ohne Genehmigung wiedergegeben werden.

Druck und Bindung: © 2017 Lulu Press Inc.

Lektorat: Conny Dollbaum-Paulsen

ISBN: 978-0-244-60910-8

Vorbemerkung

Das Lesen dieses Buches ersetzt weder eine ärztliche, eine heilpraktische noch eine psychotherapeutische Behandlung.

Der Autor beabsichtigt nicht, Diagnosen zu stellen und Therapieempfehlungen zu geben. Die Informationen in diesem Buch sind nicht als Ersatz für professionelle medizinische Behandlung bei gesundheitlichen Beschwerden zu verstehen.

„Krankheit entsteht, wenn der Geist und das Gehirn des Erdenleibes nicht miteinander, sondern gegeneinander arbeiten."

Sargon

Wenn eine Tatsache, auf die man stößt, mit der herrschenden Theorie im Widerspruch steht, muss man die Tatsache akzeptieren und die Theorie verwerfen, auch wenn diese, von namhaften Wissenschaftlern unterstützt, allgemein angenommen wird.

Claud Bernard (1813 - 1878)

(Naturwissenschaftler und Arzt, Mitglied der französischen Akademie der Wissenschaft)

Vorwort

Warum dieses Buch?

Autoimmunerkrankungen

    Definitionen

    Erkrankungen

    Zahlen und Statistik

    Ursache unbekannt?

Ursachen aus meiner Sicht

    Geologische Störfelder
    Elektrosmog

    Schumannfrequenzen

    Erdmagnetfeld
    Infraschall von Windanlagen

Vier Pfeiler der Gesundheit

    Magen

    Darm und Darmflora

    Säure-Basen-Haushalt

- Lymphsystem
- Den Erregern auf der Spur
  - Viren
  - Bakterien
  - Pilze
- Was sonst noch?
- Danksagung
- Über den Autor
- Literaturverzeichnis

Vorwort

Hilfreich für Patienten

Heilpraktiker zu sein ist nicht immer leicht, schon gar nicht, wenn Methoden angewandt werden, denen der wissenschaftliche Nachweis fehlt, was ja bei den meisten der Fall ist.

Für einen durch und durch vernünftigen Mann wie Dieter Wippermann, der technisch versiert und mit einer guten Portion gesundem Menschenverstand ausgerüstet ist, mag dies eine besondere Herausforderung sein, die letztlich zu diesem Buch führte.

Beim Lektorat wurde mir sehr deutlich, wie wichtig dem Autor ist, Patienten auf verständliche Art und Weise zu informieren, damit diese sich eigenverantwortlich für ihre Gesundheit einsetzen können. Damit dies möglich wird, teilt Dieter Wippermann seine Sicht auf die Entstehung von Krankheit und Gesundheit angenehm verständlich auch für Laien. Das Buch enthält weder Heilungsversprechen noch Besserwissereien und das macht es nicht nur hilfreich, sondern empfehlenswert.

Wer also eine grundsätzlich naturheilkundliche Sicht auf Autoimmunkrankheiten kennenlernen will, ist mit dem Titel gut bedient – vor allem die Kapitel über theoretisch anspruchsvolle Themen wie Elektrosmog und Störfelder helfen sehr, ein Grundverständnis entwickeln und daraus evtl. gesundheitsfördernde Maßnahmen ergreifen zu können.

Ich wünsche dem Buch viel Verbreitung und meinem Kollegen Dieter Wippermann weiterhin viel Erfolg in der Arbeit mit Patienten.

Conny Dollbaum-Paulsen, Heilpraktikerin, Gründerin eines Internetportals für ganzheitliche Gesundheit, www.heilnetz.de und freie Autorin

Warum dieses Buch?

Die Idee dieses Buch zu schreiben kam mir recht spontan, nachdem ich über viele Jahre Erfahrungen mit Autoimmunerkrankungen gemacht hatte und das Gefühl aufkam, meine Gedanken und Erkenntnisse dazu mitteilen zu wollen.

Was heißt das: Erfahrungen gemacht zu haben?

Zunächst habe ich ganz einfach selbst eine Autoimmunerkrankung und deshalb ebenso zwangsläufig wie unfreiwillig meine Erfahrungen damit gemacht. Zusätzlich gibt es Familienmitglieder, denen es genauso geht und nicht zuletzt habe ich in meiner Naturheilpraxis in den letzten Jahren eine nicht kleine Zahl von Patienten/innen mit diversen Autoimmunerkrankungen behandelt.

Autoimmunerkrankungen [1] nehmen zu, die Antworten der Schulmedizin bieten meiner Meinung nach keine wirklich ursächlichen Antworten, von hilfreichen Behandlungskonzepten ganz zu schweigen.

Ich will in diesem Buch den Versuch starten, meine grundsätzlichen Ideen und Meinungen zu diesem Thema

---

[1] http://www.imd-berlin.de/spezielle-kompetenzen/autoimmunerkrankungen.html

zu beschreiben, um auch fachlich nicht vorgebildeten Leser*innen eine Idee zu vermitteln, wie und warum Autoimmunerkrankungen aus meiner Sicht entstehen.

Wichtig zu wissen: Es geht um sachliche Information

Mir geht es nicht darum, einzelne schulmedizinische Methoden und Behandlungen in Frage zu stellen oder die Naturheilkunde per se als Heil bringend hervorzuheben.

Ich möchte meine ganz konkreten Erfahrungen als Patient und meine sachlichen Betrachtungen als Therapeut beschreiben, um Ihnen auf diese Weise meinen Blick auf die Entstehung von Krankheit und Gesundheit mitzuteilen. Ob Sie als Leser*in meine Meinung teilen, kann ich nicht wissen, Sie entscheiden selbst, welchen Weg Sie mit Ihrer Erkrankung gehen wollen.

Ebenso wenig, wie ich an dieser Stelle die schulmedizinische Methoden kritisiere, sondern diese als eine Art und Weise der Behandlung ernst nehme, wünsche ich mir den Respekt von schulmedizinischer Seite für alternative Heilmethoden. Viele der alternativen Behandlungskonzepte basieren auf Wissen aus vielen Jahrhunderten, während schulmedizinisches

Wissen im Vergleich dazu noch jung und wenig erprobt ist.

Grundsätzlich: Warum erkranken so viele Menschen?

Für mich steht die Frage im Raum, wieso chronische Erkrankungen überall da zunehmen, wo Schulmedizin das Zepter übernommen hat. Wie betrachtet die Schulmedizin Krankheit und was ist der Unterschied zu einem ganzheitlichen Modell? Gibt es erklärbare Gründe für diese Entwicklung? Ich sehe einen Zusammenhang und werde im Buch meine Erklärungen dazu mit Ihnen teilen.

Gesundung hat mit Selbstverantwortung zu tun

Der Weg zu Gesundheit ist aus meiner Sicht immer ein selbstverantwortlicher. Wir sind aufgerufen, unsere eigenen Antworten zu finden, kein Arzt und auch kein Heilpraktiker können uns das abnehmen.

Und im Grunde steht dabei immer wieder folgender Satz im Raum, der für klassische Schulmediziner schwer zu verdauen ist:

Wer heilt hat recht!

In diesem Sinne wünsche ich Ihnen neue Erkenntnisse bei der Lektüre des Buches – vielleicht regt es Sie an, über Ihren eigenen Weg nachzudenken und scheinbar Selbstverständliches mutig infrage zu stellen.

Was bedeutet Autoimmunerkrankung?

Hier einmal die Definition von WIKIPEDIA:

Autoimmunerkrankung ist in der Medizin ein Überbegriff für Krankheiten, deren Ursache eine überschießende Reaktion des Immunsystems gegen körpereigenes Gewebe ist. Irrtümlicherweise erkennt das Immunsystem körpereigenes Gewebe als zu bekämpfenden Fremdkörper. Dadurch kommt es zu schweren Entzündungsreaktionen, die zu Schäden an den betroffenen Organen führen.

1. Auf den Punkt gebracht:

Unter einer Autoimmunerkrankung versteht man also eine Erkrankung, bei der sich das Immunsystem gegen körpereigene Strukturen (z.B. bestimmte Zellen oder Gewebe) richtet. Das Immunsystem ist eigentlich so programmiert, fremde und potenziell schädliche Eindringlinge wie Viren und Bakterien, zielsicher unschädlich zu machen. Bei einer Autoimmunerkrankung richtet es diese Abwehr gegen sich selbst statt gegen äußere Angreifer.

Autoimmune Erkrankungen[2]

Organspezifische Autoimmunerkrankungen (eine Auswahl):

- Multiple Sklerose
- Diabetes mellitus Typ 1
- Colitis ulcerosa
- Pemphigus vulgaris
- Myasthenia gravis
- Morbus Basedow
- Haschimoto

Systemische Autoimmunerkrankungen (eine Auswahl):
(Erkrankungen des entzündlich-rheumatischen Formenkreises)

- Rheumatoide Arthritis (chronische Polyarthritis, "Gelenkrheuma")
- Lupus erythematodes (SLE) (Reaktionen gegen zahlreiche Organe)
- Polymyositis (Entzündung der Muskulatur)
- Sklerodermie (Bindegewebsverhärtung von Haut, Gefäßen und inneren Organen)
- Systemische Vaskulitiden (Entzündung der Gefäße)
- Anti-Phospholipid-Syndrom (Störung in der Blutgerinnung)

---

[2] Eine vollständige Liste finden Sie unter
http://www.autoimmun.org/erkrankungen/erkrankungen

Zahlen und Statistik

Viele Autoimmunerkrankungen nehmen seit einigen Jahrzehnten zum Teil dramatisch zu. In Schweden hat sich das Auftreten neuer Fälle für Typ-1-Diabetes pro 100.000 Kinder in den Jahren 2005–2007 mehr als verdoppelt.

Quelle: diabetes.diabetesjournals.org

Etwas zur Statistik, genauer gesagt zum Ansteigen der Autoimmunerkrankungen in den letzten Jahren, zeigt vielleicht der Umsatz der Pharmaindustrie in dieser Therapieklasse:

Hier geht es um den weltweiten Pharmaumsatz in der Therapieklasse der Autoimmunerkrankungen in den Jahren von 2008 bis 2014. Im Jahr 2009 belief sich laut des Branchendienstes IMS der Pharmaumsatz in diesem Bereich weltweit auf rund 18 Milliarden US-Dollar. Der Umsatz wuchs von 2008 = 15,2 Milliarden US-Dollar auf 2014 = 35,9 Milliarden US-Dollar.

Quelle: de.statistica.com

Wirklich aussagefähige Statistiken sind momentan schwer zu finden, denn die Erkrankungen durch Autoimmunprozesse sind vielfältig.

Autoimmunerkrankungen gehören jedenfalls zu den häufigsten chronischen Krankheiten in den Industrieländern. Allein in Deutschland leiden z.B. ca. 150 000 Menschen unter Multipler Sklerose, einer chronischen Entzündung des zentralen Nervensystems. 350 000 Menschen sind an Diabetes Typ 1 und etwa 400 000 an rheumatoider Arthritis erkrankt. Stand heute sind ungefähr 60 Autoimmunerkrankungen bekannt und immer mehr Menschen sehen sich mit einer derartigen Diagnose konfrontiert.

Ursache unbekannt

Die genaue Ursache für Autoimmunerkrankungen ist in der schulmedizinischen Forschung nach wie vor unklar. Bei vielen Erkrankungen wird eine genetische Disposition (Veranlagung) vermutet, auch deshalb, weil ein familiär gehäuftes Auftreten beobachtet werden kann.

Weltweit gelten Autoimmunerkrankungen nach Herz-Kreislauf- und Tumorerkrankungen als dritthäufigste Erkrankungsgruppe, insgesamt wird eine Betroffenheit von 5-8 % der Bevölkerung als erkrankt geschätzt.

Diese Zahl halte ich für stark beschönigt. Allein in meiner Praxis sind etwa 30 bis 40 Prozent der Patienten sogenannte Autoimmun-Patienten. Sicher ist meine Naturheilpraxis nicht geeignet, statistisch relevante Aussagen über die Häufigkeit bestimmter Erkrankungen zu machen, da überwiegend chronisch erkrankte Menschen Heilpraktiker aufsuchen. Hier wird aber eines deutlich: Wie hoch die Dunkelziffer auch immer sein mag – viele Patienten finden in der Schulmedizin keine oder nicht ausreichend Hilfe und entscheiden sich deshalb für naturheilkundliche Therapien.

Persönlich und familiär hatte ich in den letzten Jahren, vor allem zu Beginn meiner Erkrankung, genügend Zeit und Möglichkeiten, Ursachenforschung zu betreiben.

Seit ich als Baubiologe und Heilpraktiker arbeite, werden meine persönlichen Erfahrungen durch professionelle Beobachtungen und therapeutische Erkenntnisse ergänzt.

Ursache aus meiner Sicht

Fassen wir die Informationen zusammen, bedeutet autoimmun also, dass das körpereigene Immunsystem gegen eigene Zellen des Körpers vorgeht, diese also fälschlicherweise bekämpft. Der Körper geht somit gegen sich selbst vor! Die große Frage: WARUM tut er das? Sich selbst schädigen?

Die Suche nach der Ursache spielt dabei für naturheilkundlich denkende Menschen, also für die meisten Heilpraktiker, eine große Rolle. Ob es sich um Diabetes Typ 1, Psoriasis oder Morbus Crohn handelt: Für mich zählt nicht in erster Linie das Symptom, sondern die Frage nach der Entstehung – die ja, wie beschrieben, schulmedizinisch bisher nicht beantwortet ist.

Immer wieder erkläre ich meinen Patienten, die z.B. mit allergischen Beschwerden zu mir kommen, dass es aus meiner Sicht weniger wichtig ist, auf WAS sie reagieren, als vielmehr, WARUM sie allergisch auf überhaupt irgendetwas reagieren.

Wie im Kapitel vorher beschrieben, ist die genaue Ursache für Autoimunerkrankungen nach wie vor unklar. Trotzdem oder gerade deshalb stellt sich mir seit Jahren die Frage: Warum nehmen diese Erkrankungen immer mehr zu – wo liegen die Ursachen? Gibt es Auslöser, die herauszufinden prinzipiell möglich ist? Und wenn dem so wäre: Warum gibt es noch keine Antworten?

Eines ist mir dabei wichtig klarzustellen:

Ich schreibe nicht über ein allgemein gültiges Verfahren zur Heilung von Autoimmunerkrankungen, denn ein solches gibt es meines Wissens nach bis heute nicht!

Ich schreibe dieses Buch, um Betroffene und Interessierte zu sensibilisieren, welche Faktoren die Entstehung einer Autoimmunerkrankung fördern oder sogar auslösen könnten. Und ich will darüber informieren, wie im Erkrankungsfall die Möglichkeiten zur Behandlung aussehen können.

Zurück zu den Ursachen

Was kann unser Immunsystem so durcheinanderbringen, dass es fälschlicherweise gegen seinen eigenen Körper, gegen seine eigenen Zellen vorgeht?

Diese Frage soll hier nicht wissenschaftlich geklärt werden, ich möchte ich hier an dieser Stelle aber meine Erfahrungen mit ihnen teilen…

Sie sehen eine Hand mit den für die Psoriasis-Arthritis typischen Verformungen an Gelenken und Nägeln

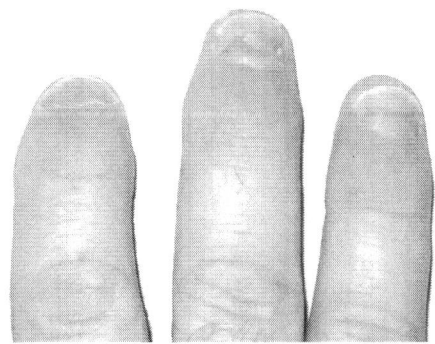

Abb.: Autoimmunerkrankung „Psoriasis-Arthritis"

Auch wenn die Ursachen bis heute nicht klar sind, so wird vermutet, dass verschiedene Umwelteinflüsse die Entstehung oder das Ausbrechen der Krankheit begünstigen.

Da ich selbst von einer Autoimmunerkrankung betroffen bin, habe ich mir natürlich auch über die Ursachen viele Gedanken gemacht. Ich kann für mich sicher heute sagen, wann mein Beschwerdebild sich stark verschlechtert, nämlich:

1. Bei starker Belastung durch jede Art von Elektrosmog, wobei in erster Linie elektromagnetische Wellen, also digitale Hochfrequenz, wie z.B. Mobilfunk, WLAN, DECT usw. den stärksten Einfluss bei mir haben und

2. durch bestimmte Lebensmittel, die mit Stoffen wie Emulgatoren, Geschmacksverstärkern, Konservierungsmitteln usw. angereichert sind.

Diesen Effekt habe ich allerdings nicht nur bei mir, sondern auch bei vielen meiner Patienten feststellen können.

Während ich bereits die erste Version dieses Buches zum Korrekturlesen gedruckt hatte, zeigte sich mir allerdings noch eine weitere Belastung, die nicht nur meine eigenen Beschwerden massiv verstärkt: Infraschall! Hierzu aber später mehr...

„Eine Therapie hat nur dann Nachhaltigkeit, wenn ursächlich einwirkende Störfelder beseitigt werden."

Paul Schmidt

Für mich ist inzwischen völlig klar, dass Belastungen durch elektrische Felder und durch Nahrungsmittelzusatzstoffe eine wesentliche ursächliche Rolle spielen – sie müssen vermieden werden, soll Gesundung ermöglicht werden.

Geologische Störfelder

Vorweg vielleicht der Hinweis darauf, dass schon der Arzt und Philosoph Paracelsus (1493 – 1541) der Meinung war, es gäbe keine wirkungsvollere Methode zum Gesundheitsruin, als sich in ein „krankes Bett" zu legen.

Fangen wir einmal mit dem an, was es im Prinzip bereits so lange gibt, wie unsere Erde sich dreht – die **geologischen Störfelder**, wie Wasseradern und Co.

Von der baubiologischen Seite betrachtet gibt es drei großen Störfelder im Bereich der Geopathie:

1. Wasserader
2. Erdverwerfung
3. Energetische Gitternetze (Hartmann-, Curry- und Benkergitternetz)

Leider sind diese Phänomene, vor allem in Bezug auf ihre gesundheitlichen Auswirkungen, von der klassisch-naturwissenschaftlichen Forschung bisher wenig bis gar nicht untersucht. Schade, aber was nicht ist kann ja noch werden.

Was machen diese Störzonen mit uns?

Nun meiner und vieler anderer Meinung nach, rauben sie uns in erster Linie Energie, genauer gesagt Körperenergie.

Die Verbindung zur Ursache autoimmuner Erkrankungen liegt auf der Hand:

Je mehr Energie uns solche Störfelder entziehen, vor allem, wenn diese an Orten wirken, an denen wir uns lange aufhalten (Schlafzimmer oder am Schreibtisch), desto weniger Energie steht dem Körper zur

Regeneration, sprich zum Gesunderhalten, insbesondere der eigenen Zellen zur Verfügung.

Auf dieses Problem reagieren Menschen sehr unterschiedlich. Die einen können auf solchen geologischen Störfeldern schlecht oder gar nicht schlafen, andere schlafen zwar die ganze Nacht durch, fühlen sich morgens aber nicht ausgeruht - und manche merken zunächst gar nichts. Meiner Meinung nach ist es jedoch so, dass die Wirkung solcher Störfelder über kurz oder lang, abhängig von der Grundkonstitution und anderen Faktoren wie Belastung, Stress etc., zu gesundheitlichen Problemen führen werden.

Aussagen wie „Wenn man auf einer Wasserader schläft, bekommt man dies oder das", sind meiner Meinung nach unseriös!

Grundsätzlich ist es auch ein Unterschied, ob wir uns im Schlaf oder im wachen Zustand, z.B. am Schreibtisch, länger auf diesen Störfeldern aufhalten, denn im Schlaf fährt unser Immunsystem herunter und die Zellen gehen in einen Regenerationsmodus, der störungsfrei sein sollte. Im wachen Zustand sind wir nicht ganz so anfällig für solche Belastungen, und können Störungen besser kompensieren!

Störfelder finden

Geologische Störfelder aufzuspüren sind Gegenstand einer baubiologischen Untersuchung – da ich seit vielen Jahren als Baubiologe arbeite, kann ich aus Erfahrung sagen: Die Wirkung einer Entstörung ist in den meisten Fällen für die Betroffenen unmittelbar spürbar und bezogen auf Gesundheit und Wohlbefinden außerordentlich wirksam.

Elektrosmog

Was versteht man eigentlich darunter?

Unter Elektrosmog versteht man alle Nebenwirkungen, die entstehen, wenn Elektrizität produziert, transportiert oder gebraucht wird, wenn eine elektrische Spannung anliegt, ein elektrischer Strom fließt oder ein Sender elektromagnetische Wellen abgibt.

Da wir für diese Art Belastungen keinen (Spür-) Sinn haben – man kann Elektrosmog weder sehen, riechen, schmecken, hören oder fühlen – haben wir keine Chance, die Einflussnahme auf unseren Körper unmittelbar zu bemerken!

Elektrische Wechselfelder

Betrachten wir einmal die „normalen" **elektrischen und magnetischen Wechselfelder**. Diese Felder umgeben uns nun schon recht lange. Das Ohm´sche Gesetz wurde 1826 aufgestellt und zwischen 1840 und 1879 wurde das erste Transatlantikkabel verlegt. Wir haben also schon recht lange mit diesen Feldern zu tun.

Was ist denn nun so problematisch, wenn wir mit diesen Feldern in Kontakt kommen, wie werden wir dadurch belastet und wann passiert das überhaupt?

Betrachten wir zunächst die elektrischen Wechselfelder. Ein elektrisches Wechselfeld entsteht immer dort, wo eine Wechselspannung anliegt, d.h. an jeder Steckdose, jedem Schalter und vor allen Dingen an jedem Kabel in oder außerhalb der Wand, an dem unsere Wechselspannung (230 Volt, 50 Hz) anliegt, selbstverständlich aber auch bei elektrischen Geräten oder bei Hochspannungsleitungen.

Magnetische Felder

Hinzu kommen magnetische Felder – sie entstehen als Folge von fließendem elektrischem Wechselstrom in Installationen, Leitungen, Geräten, Transformatoren,

Motoren, Spulen und Leuchten, wenn diese eingeschaltet sind.

Was macht dieses elektrische und/oder magnetische Wechselfeld mit uns?

Hierzu möchte ich eine Aussage des Bundesamts für Strahlenschutz (kurz BfS) von dessen Internetseite zitieren:

Nach dem derzeitigen wissenschaftlichen Kenntnisstand ist bei Einhaltung der Grenzwerte *der Sechsundzwanzigsten Verordnung zur Durchführung des Bundes-Immissionsschutzgesetzes (Verordnung über elektromagnetische Felder – 26. BImSchV) der Schutz der Gesundheit der Bevölkerung auch bei Dauereinwirkung gewährleistet.*[3]

Weiter heißt es dort allerdings auch:

Vorsorgemaßnahmen ergänzen die Grenzwerte

---

[3] *Quelle: www.bfs.de*

Neben den nachgewiesenen gesundheitlichen Auswirkungen gibt es allerdings wissenschaftliche Hinweise auf gesundheitliche Risiken bei niedrigen Feldstärken. Um diesen Hinweisen Rechnung zu tragen, fordert das Bundesamt für Strahlenschutz (BfS) Vorsorgemaßnahmen:

- *Die niederfrequenten Felder, denen die Bevölkerung ausgesetzt ist, sollten so gering wie möglich sein.*
- *Die Bevölkerung soll über bekannte und vermutete Wirkungen der Felder und über die Feldintensitäten der relevanten Feldquellen wie zum Beispiel Hochspannungsleitungen oder elektrische Geräte informiert werden.*
- *Die Forschung zur Klärung der wissenschaftlichen Fragen wird fortgeführt.*[4]

Es wird explizit darauf hingewiesen, dass netzbetriebene Radiowecker nicht direkt neben dem Kopfteil des Bettes aufgestellt werden sollten!

Inzwischen gibt es über 10.000 Studien zum Einfluss von Elektrosmog auf den menschlichen Körper. Die Auswirkungen reichen von überhöhter Ausscheidung

---

[4] *Quelle: www.bfs.de*

von Mineralien über die reduzierte Produktion von Melatonin, bis hin zur Schwächung des Immunsystems.

Womit wir direkt beim Thema wären: Der Ursache von Autoimmunerkrankungen, die ja auf einer Schwächung/Veränderung des Immunsystems beruhen.

Mein Fazit: Ich halte es mit Paracelsus, der schon damals sagte „Die Dosis macht das Gift"! Da wir inzwischen immer mehr elektrische Geräte im Einsatz haben und immer mehr elektrisch verkabeln, ist meiner Meinung und Erfahrung nach die Dosis im Alltag für die meisten Menschen der Industrienationen ganz einfach zu hoch - in den meisten Fällen sogar viel zu hoch!

Elektromagnetische Wellen

Elektromagnetische Wellen sind das jüngste Gebiet im Fachbereich Elektrosmog. Genau betrachtet besteht dieses Problem erst seit ca. 10 – 15 Jahren, in verstärktem Maße wohl erst seit ca. 5 Jahren – inzwischen monatlich steigend!

Was verstehen wir darunter *und woher kommt die Steigerung*?

Von elektromagnetischen Wellen spricht man beim drahtlosen Funkverkehr, wie z. B. CB-Funk, Radio- und Fernsehsender, Mobilfunk, Satellitenfunk, Funkfernsteuerungen, schnurlosen Telefonen (DECT), Babyphone, W-LAN, Bluetooth, Radar usw.

Gesundheitlich relevant sind aber in erster Linie die gepulste Strahlung wie DECT, W-LAN, Bluetooth, Mobilfunk, LTE etc.; diese Frequenzen sind so schnell, dass Sie nur noch gemeinsam betrachtet werden können! (alles über 30 KHz) - es wird also nicht mehr zwischen elektrisch und magnetisch unterschieden, daher auch der Begriff elektromagnetische Wellen.

Was sagt denn unser Bundesamt für Strahlenschutz zu diesem Thema?

Durch Verwendung bestimmter Technologien – zum Beispiel Stromversorgungsnetz und Mobilfunk - entstehen in der Umwelt des Menschen elektrische, magnetische und elektromagnetische Felder. Diese Felder lassen sich durch ihre Stärke (Amplitude), ihre Schwingung (Wellenlänge) sowie Schwingungszahl (Frequenz) beschreiben. Unterschieden werden hoch- und niederfrequente Felder, sie gehören – wie auch die optische Strahlung – zur nichtionisierenden Strahlung. Im Gegensatz zur ionisierenden Strahlung – zum Beispiel

Röntgenstrahlung – reicht die Energie dieser Strahlung nicht aus, um Atome und Moleküle elektrisch aufzuladen - zu ionisieren. Trotzdem kann diese Art der Strahlung gesundheitliche Folgen haben. Unterschiedliche Konzepte dienen sowohl zum Schutz vor unmittelbaren Gefahren als auch zur Vorsorge.[5]

Weiter heißt es:

*Die rechtlichen Regelungen einschließlich der Grenzwerte zum Schutz der Bevölkerung vor gesundheitlichen Gefahren durch hochfrequente elektromagnetische Felder sind in der „Verordnung über elektromagnetische Felder" auf der Grundlage des Bundes-Immissionsschutzgesetzes (26. BImSchV) festgeschrieben. Aufgrund wissenschaftlicher Unsicherheiten über mögliche gesundheitliche Wirkungen der hochfrequenten Felder sollten die Grenzwerte **durch Vorsorgemaßnahmen** ergänzt werden.*

Quelle: http://www.bfs.de

---

[5] *Quelle:* http://www.bfs.de

Hier ein Auszug aus den empfohlenen Vorsorgemaßnahmen:

Durch verschiedene Vorsorgemaßnahmen können Sie selbst die Einwirkung hochfrequenter elektromagnetischer Felder verringern:

- *Halten Sie Abstand. Meistens nimmt die Stärke elektromagnetischer Felder mit dem Abstand von der Quelle stark ab. Vergrößern Sie den Abstand, um in vielen Fällen die Feldeinwirkung deutlich zu reduzieren.*
- *Verringern Sie die Dauer der Einwirkung und schalten Sie unnötige Quellen ab. Hier sind drei Beispiele:*
  - *Telefonieren Sie mit dem Handy nur kurz.*
  - *Verwenden Sie ein DECT-Telefon, das im Ruhezustand kein Kontrollsignal abstrahlt (als strahlungsarm gekennzeichnet).*
  - *Schalten Sie den WLAN-Router aus, wenn er nicht benötigt wird, also zum Beispiel nachts.*

Vollständig nachzulesen unter: http://www.bfs.de

Auch hier gibt es wieder jede Menge Studien, die besagen:

Gepulste Hochfrequenzen unterdrücken die Melatonin-Produktion der Zirbeldrüse, u.a. sind Schlafstörungen die Folge. Sie öffnen die Blut-Hirnschranke des Immunsystems und beeinflussen den Herzschlag. Sie beeinflussen das Immunsystem, sowie die Zellteilung und DNA-Synthese.

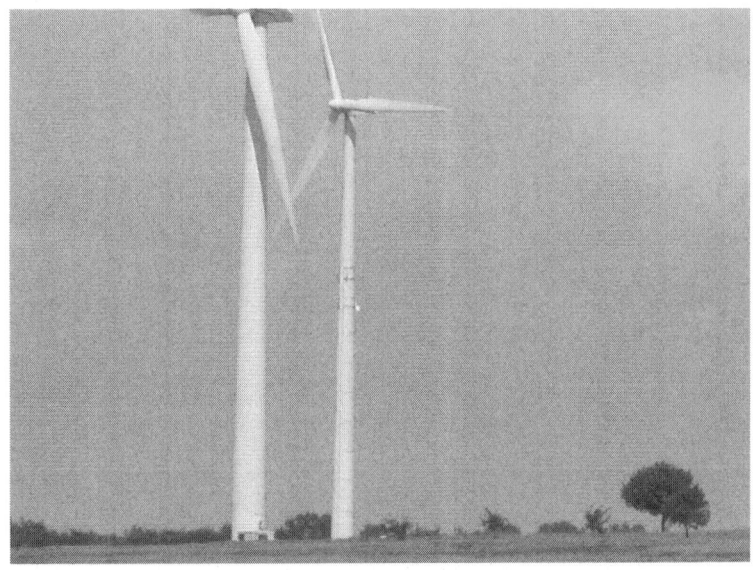

Windräder als preisgünstige Handymasten für die Mobilfunkanbieter! Im Schnitt rechnet man momentan damit, dass ca. auf jedem fünften bis zehnten Windrad Mobilfunkantennen installiert sind.

Meine Meinung dazu:

Das Problem sind nicht die elektromagnetischen Wellen, sondern in erster Linie unser Umgang mit dieser Technik. Niemand möchte auf Handy, PC und andere technischen Entwicklungen verzichten - das größte Problem sind in diesem Zusammenhang die Grenzwerte, insbesondere der Mobilfunksender hier in Deutschland. Diese Grenzwerte liegen zum Teil weit über den Grenzwerten unserer Nachbarländer.

Die Sache ist eigentlich ganz einfach: Je stärker ein Mobilfunksender senden darf, je weniger Sendemasten müssen aufgestellt werden, um eine bestimmte Fläche abdecken zu können. Das Problem haben allerdings die Menschen, die in der Nähe solcher Sender leben – die bekommen nämlich die volle „Dröhnung"! Wenn mehr Masten mit geringerer Sendeleistung aufgestellt würden, wäre die Belastung im Nahbereich für den Einzelnen natürlich wesentlich geringer, dies wäre allerdings mit höheren Kosten für die Betreiber verbunden.

Realistisch betrachtet, ist aber der Mobilfunkmast in den meisten Haushalten gar nicht das Problem. Wir holen uns das Vielfache an Strahlung meistens sogar freiwillig in die eigenen vier Wände durch W-LAN, DECT und Co.

Es ist so schön bequem, mit dem schnurlosen Telefon, dem Tablett oder Laptop auf dem Sofa zu liegen, ohne irgendwelchen Kabelsalat zu haben und günstiger ist es selbstverständlich auch, da nichts verkabelt werden muss. Wir bezahlen die Bequemlichkeit allerdings mit unserer Gesundheit.

Der Einfluss der elektromagnetischen Wellen auf unser Blut ist in der Dunkelfeldmikroskopie eindrucksvoll zu sehen:

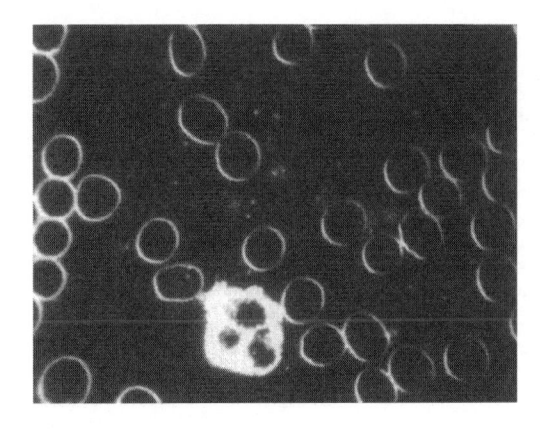

(normales Blutbild)

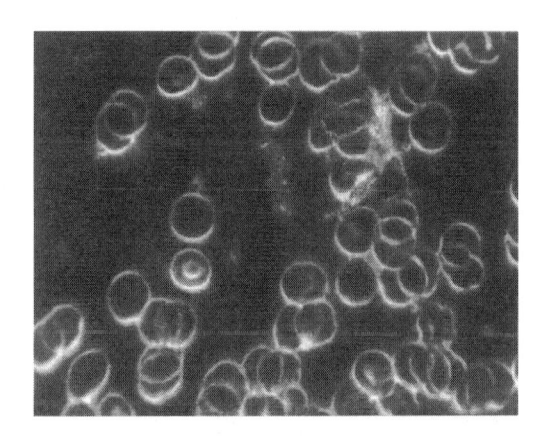

(mit elektromagnetischen Wellen belastet)

Durch die relativ kurze Zeitspanne, der wir diesen Belastungen ausgesetzt sind, kann es noch keine Langzeitstudien zu diesem Thema geben, eines ist jedoch Fakt: Mobilfunkunternehmen werden aus Gründen nicht kalkulierbarer Risiken nicht haftpflichtversichert. Diesen Satz wird jeder in den Bedingungen seiner Haftpflichtversicherung finden!

Schumannfrequenzen

Als ich dieses Buch schrieb, war nicht absehbar, wie enorm wichtig dieser Teil werden sollte.

Noch während des Schreibens ereigneten sich Dinge, die mich dazu brachten, viel ausführlicher auf diese Problematik einzugehen, als im Vorfeld geplant war.

Aber schauen wir uns erst einmal die Grundlagen an.

Das Phänomen, dass elektromagnetische Wellen bestimmter Frequenzen stehende Wellen entlang des Umfangs der Erde bilden, wurde in den fünfziger Jahren des letzten Jahrhunderts von Winfried Otto Schumann und Herbert L. König entdeckt und erstmals exakt gemessen. Die elementare Frequenz betrug damals 7,83 Hertz. Dies ist die Resonanzfrequenz der Erde, also die Frequenz, bei der die Erde mitzuschwingen beginnt. Jede Energieentladung zwischen Ionosphäre und Erdoberfläche, also jeder normale Blitzschlag, erzeugt als Nebenprodukt Radiowellen einer solchen Frequenz, die mit der Erde resonanzfähig sind. Die Schumann-Frequenz ist bemerkenswerterweise aber auch eine Resonanzfrequenz des menschlichen Gehirns. Durch Messungen der Gehirnströme am Menschen mittels eines Elektro-Enzephalographen kann man feststellen, dass das Gehirn elektromagnetische Wellen produziert, die im Bereich zwischen 1 und 40 Hertz liegen.

Neben der elementaren Schumann-Frequenz von 7,83 Hertz konnten inzwischen noch weitere Resonanzschwingungen identifiziert werden.

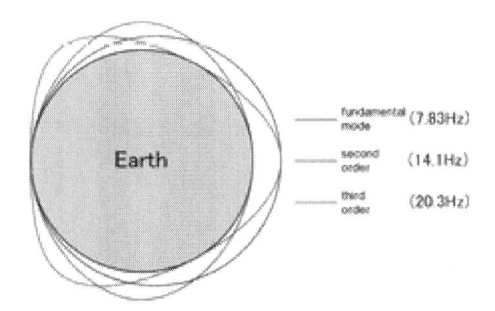

Räumliche Ausdehnung und Resonanzfrequenz.[6]

Weitere Frequenzen sind die 14,3, 20,8, 27,3 und 33,8 Hz.

Die Hintergrundfrequenz der Erde, die "Schumann-Resonanz", steigt jedoch inzwischen dramatisch an. Obwohl sie von Region zu Region leichten Schwankungen unterworfen ist, betrug der Durchschnittswert jahrzehntelang 7,83 Hertz. Früher

---

[6] Quelle: WIKIPEDIA

hielt man diesen Wert für eine Konstante. Neueste Meldungen definierten die Frequenz bei 11 Hertz und weiter steigend. Die Wissenschaft weiß weder warum dies so ist, noch was sie davon halten soll. Der Nullpunkt oder eine Umpolung des Erdmagnetfeldes scheint uns bevorzustehen. Dazu aber später mehr...

Soweit also die Theorie...

Seit dem Jahr 2014 fiel es mir verstärkt auf, dass bei immer mehr Patienten die Schumannfrequenzen, nicht in Ordnung waren.

Bei dem in meiner Praxis eingesetzten energetischen Test- und Harmonisierungssystem, hier im Buch zukünftig kurz ETHS genannt (*ich habe mich in diesem Buch ganz bewusst dazu entschieden, keine Produktwerbung zu machen*), können diese Schumannfrequenzen nämlich getestet werden. Ich kontrolliere diese Frequenz am Patienten bei jeder Testung durch das entsprechende Programm.

Die Erfahrung der letzten 2 Jahre hat gezeigt, dass Patienten, bei denen eine oder mehrere dieser Frequenzen gestört waren, zum Teile starke Symptome wie Abgeschlagenheit, Schlafstörungen oder Schwindel zeigten. Wurden zuerst einmal die Schumannfrequenzen harmonisiert, fühlten sich die betroffenen Patienten gleich erheblich besser. Außerdem konnte ich beobachten, dass gerade chronische Beschwerden dadurch stark positiv beeinflusst wurden.

Die 7.50 und die 10.00 sind unter anderem eine Frequenz des Hypothalamus und der Zirbeldrüse. Sind diese Frequenzen also gestört, ist häufig auch eine Störung beim Hypothalamus und/oder der Zirbeldrüse feststellbar!

Was ich mich in den letzten Jahren jedoch gefragt habe ist, wie es dazu kommt, dass immer mehr Patienten gestörte Schumannfrequenzen haben?

Infraschall

Durch eine Bürgerbewegung im Herbst 2014 gegen Windkraftanlagen in der Nähe von Wohngegenden, bin ich auf das Thema Infraschall bei Windkraftanlagen gestoßen.

Als Infraschall wird der Luftschall unterhalb der Frequenz von 20 Hertz definiert. In diesem tiefen Bereich kann der Mensch keine Tonhöhen mehr wahrnehmen. Über die biologischen Wirkungen von Infraschall mit hohen Intensitäten liegen einige Studien vor. Weniger erforscht sind dagegen die Wirkungen, wenn Menschen Infraschall mit niedrigem Pegel über längeren Zeiträumen ausgesetzt sind.

Für mich ist erst einmal die Tatsache interessant gewesen, dass Infraschall unter 20 Hertz liegt und somit in den Frequenzbereich der Schumannfrequenzen kommt.

Weitere Beobachtungen bei den Patienten ergaben, dass Patienten, die eher auf dem Land und damit in der Nähe von Windkraftanlagen wohnen, öfter Probleme mit ihren Schumannfrequenzen hatten.

Nun mag das alles Zufall sein und wissenschaftliche Studien über diese Zusammenhänge gibt es meines Wissens bis heute sozusagen keine, ich finde diese Beobachtungen hochinteressant und werde sie weiter verfolgen…

Soweit waren meine Recherchen und Erfahrungen bis fast zur Fertigstellung dieses Buches fortgeschritten. Dann jedoch kamen immer verstärkter eigene gesundheitliche Probleme, sowie auch in der Familie und dem näheren Umfeld.

Infraschall-Spurensuche

Es dauerte einige Wochen, bis wir so ganz langsam eine Ahnung bekamen, um was es hier eigentlich ging. Meine eigenen Probleme, die ich seit einigen Jahren gut im Griff hatte, wurden wieder größer und die ganze Familie litt seit einiger Zeit unter Schlafstörungen und Abgeschlagenheit. Die Ursache war natürlich schnell gefunden – die Schumannfrequenzen waren bei allen immer wieder, mal mehr, mal weniger, gestört. Die Frage war hier nur – warum? Schließlich harmonisierten wir die Frequenzen seit einigen Jahren global im Haus.

Also machte ich mich mit meinem mobilen Gerät auf die Suche, wo die Störung der Frequenzen am größten war. Ich stellte dabei fest: Sobald ich aus dem Harmonisierungsbereich im Haus heraustrat, brachen meine Schumannfrequenzen zusammen und es dauerte trotz Harmonisierung, bis diese sich im Raum wieder erholten. Selbst in unseren Schlafräumen reichte die Raum-Harmonisierung plötzlich nicht mehr aus. Die Belastungen mussten also massiv zugenommen haben.

Was war denn nur passiert?

Als wir dieser Frage ernsthaft nachgingen, war die Antwort schnell gefunden: Im Laufe der letzten Jahre wurden in unserer Region, vor allem auch in unserem Nahbereich, unzählige Windräder aufgestellt. Die Harmonisierung kam gegen die permanent steigende

Belastung nicht mehr an und wir konnten dies alle massiv spüren.

Also machte ich mich doch noch einmal auf die Suche nach Informationen diesbezüglich und fand einen sehr interessanten und für mich überraschenden Artikel in „Die Welt" geschrieben vom Wirtschaftsredakteur Daniel Wetzel mit dem Aufmacher:

Macht der Infraschall von Windkraftanlagen krank?

Aus Angst vor Gesundheitsschäden durch Infraschall werden in Dänemark kaum noch Windenergie-Anlagen gebaut. Eine staatliche Untersuchung läuft. Deutsche Behörden spielen das Problem noch herunter.

Weiter schreibt Herr Wetzel:

Ein Großteil der dänischen Kommunen hat die Pläne für neue Windparks auf Eis gelegt, bis die staatliche Untersuchung über die Gesundheitsprobleme durch Infraschall abgeschlossen ist.

In diesem Artikel geht es um Zwischenfälle in Dänemark, die viele Kommunen dazu bewegt haben, den Ausbau der Windanlagen auf Eis zu legen und neueste Untersuchungen abzuwarten. So wurde 2014 nur noch knapp ein Zehntel der Windenergieleistung in Megawatt gegenüber 2013 in Dänemark installiert. Weiter kann man dort lesen:

... die Grenzwerte selbst und die Methoden ihrer Messung werden inzwischen von regierungsamtlichen Gutachtern infrage gestellt, in Dänemark ebenso wie in Deutschland.

Und weiter heißt es noch:

Die Landesregierung Bayerns hat bereits als Mindestabstand zur Wohnbebauung das Zehnfache der Windradhöhe durchgesetzt. Bei Windrädern von oft 200 Meter Höhe darf also im Umkreis von 2000 Metern kein Wohnhaus stehen. [7]

Geht es hier also bei dem ganzen Thema Windkraft wieder einmal nur um Geld und nicht um den Menschen?

Zurück zu den Alltagsproblemen in der Praxis.

Ein weiteres Problem im Zusammenhang mit den Schumannfrequenzen ist die Testung von Nahrungsmittelunverträglichkeiten. Diese können mit dem ETHS gegen die im System verwendeten Schumannfrequenzen getestet werden.

---

[7] www.welt.de/wirtschaft/energie

Wenn diese Frequenzen schon gestört sind, muss dieser Test durch Harmonisierung eben dieser Frequenzen ermöglicht werden.

Ein ebenso großes Problem ergibt sich allerdings auch bei dem Beziehungstest nur mit dem Tensor. Wir reden hier wohlgemerkt von einem reinen Beziehungstest und nicht von einer aktiv mentalen Abfrage des Tensors. Dieser Beziehungstest ist relativ einfach auszuführen und man kann ihn natürlich viel einfacher unterwegs oder auch Zuhause ohne Gerät nutzen – man benötigt eben nur einen Tensor.

Beim Beziehungstest wird gegen die aufnehmende Hand des Patienten (oder der eigenen beim Selbsttest) das entsprechende Testmaterial getestet, d.h. schlägt der Tensor horizontal zwischen Hand und Testmaterial aus, ist das Material gut für die Testperson verträglich, ergibt sich eine Vertikalbewegung, liegt eine Unverträglichkeit vor, siehe Bild:

Wenn nun aber die Schumannfrequenzen gestört sind, funktioniert auch dieser Test nicht mehr richtig. Ich habe schon Fälle erlebt, bei denen im Test dann fast alle Nahrungsmittel als unverträglich angeschlagen haben. Wurden die Schumannfrequenzen bei der Person erst einmal in Ordnung gebracht, waren auch kaum noch Nahrungsmittelunverträglichkeiten feststellbar.

Leider gibt es kaum Möglichkeiten Infraschall abzuschirmen, so dass wir bis zum Zeitpunkt der Drucklegung dieses Buches keine Lösung für das Problem finden konnten!

Allerdings scheint der Infraschall nicht das alleinige Problem für unsere Schumannfrequenzen zu sein – so viel kann zum jetzigen Zeitpunkt schon einmal gesagt werden. Die Windkraft spielt sicherlich eine Rolle bei den Belastungen, jedoch nach meinen Beobachtungen, zum jetzt aktuellen Stand, nicht die Einzige!

Wir bleiben also weiter aktiv auf der Suche nach Ursachen und deren Lösungen.

Die Einflüsse von außen sind also grundsätzlich nicht zu vernachlässigen und können eine laufende Therapie schon einmal mehr oder weniger stark stören...

Während der Puls der Erde ansteigt, fällt die Stärke ihres Magnetfeldes ab.

Das Erdmagnetfeld

Unser Erdmagnetfeld hat neben der wichtigen Aufgabe, uns vor den schädlichen Strahlen aus dem Weltall zu schützen, noch eine weitere Funktion: Wir brauchen das Erdmagnetfeld, um unsere Psyche zu stabilisieren.

Es ist eine Tatsache: Werden wir dem Magnetfeld entzogen, treten geistige Irritationen auf. Nur Menschen mit einem starken körpereigenen Magnetfeld bleiben davon verschont. Dieses Wissen stammt aus der bemannten Raumfahrt. Die Raumfahrtkrankheit konnte erst durch den Einsatz eines künstlich erzeugten Magnetfeldes umgangen werden.

Inzwischen scheinen wir jedoch immer mehr Probleme bzgl. unseres Erdmagnetfeldes zu bekommen.

Am 23.06.2014 wurde von der ESA (European Space Agency) bekannt gegeben:

Das Magnetfeld der Erde schwächelt. Besonders über Nord- und Südamerika zeichnen sich drohende Schlupflöcher für hochenergetische kosmische Strahlung und Sonnenstürme ab.

www.ingenieur.de schreibt dazu:

Was zunächst nur für Wissenschaftler eine sensationelle Erkenntnis ist, betrifft die ganze Menschheit: Das Magnetfeld der Erde sorgt beispielsweise dafür, dass hochenergetische Teilchen, die die Sonne um sich schleudert, nicht bis zur Erdoberfläche durchdringen können. Die elektrisch geladenen Protonen, Elektronen und Heliumkerne, auch Sonnenwind genannt, würden alles Leben zerstören, wenn sie ungehindert auf die Erde prasselten. Wenn die Sonne besonders viel Wind erzeugt, ist das Magnetfeld allerdings überfordert.

Das Magnetfeld der Erde wird über Nord- und Südamerika sowie in der Antarktis schwächer. Zwischen Afrika und Australien wird der Schutzschild dagegen stärker, ebenso im Osten Asiens. In Europa und Afrika ändert sich dagegen fast nichts. Die Schwankungsbreite liegt allerdings im Promillebereich. In absoluten Zahlen sind es 40 bis 80 Nanotesla. Zum Vergleich: Ein

Kernspintomograph hat ein Feld von mindestens 1,5 Tesla – das ist etwa 30 Millionen Mal so viel.

Diese Messergebnisse lieferten die drei europäischen Swarm-Satelliten, die seit Ende vergangenen Jahres in einer Höhe von 500 Kilometern die Erde umkreisen. Jeder ist mit einem Magnetometer ausgestattet, das an einem vier Meter langen Ausleger befestigt ist, damit die Messergebnisse nicht verfälscht werden. Die Geräte messen Stärke und Richtung des Magnetfeldes.

ESA schreibt:

"Messungen in den vergangenen sechs Monaten bestätigen den allgemeinen Trend der Schwächung des Feldes, mit den dramatischsten Rückgang in der westlichen Hemisphäre."

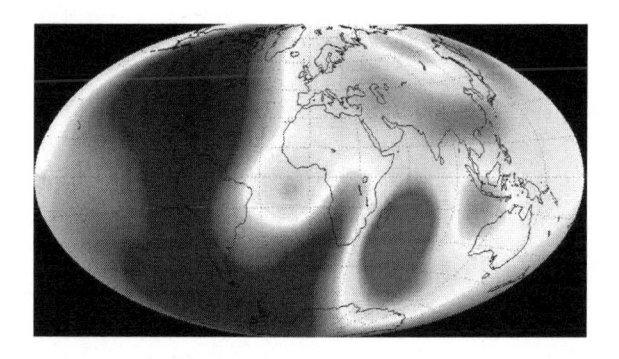

Über Amerika und Teilen des Südatlantiks ist das Magnetfeld der Erde schwächer geworden (blau), über dem Indischen Ozean hat es an Kraft gewonnen (rot).

Foto: ESA

Was das alles mit dem Thema des Buches zu tun hat?

Ganz einfach, wir befinden uns auch hier ein Stück weit auf dem Gebiet der Ursachenforschung, also auf der Suche nach dem **WARUM**!

Unsere Zirbeldrüse (Epiphyse) reagiert sehr sensibel auf veränderte magnetische Felder.

Dieter Broers schreibt in seinem Buch „Der verratene Himmel – Rückkehr nach Eden":

Kleinste Schwankungen des Erdmagnetfeldes bewirken, dass die Zirbeldrüse psychoaktive Wirkstoffe produziert. Diese Wirkstoffe führen uns zu einer veränderten Wahrnehmung...

Bei Störungen der Zirbeldrüse ist immer wieder feststellbar, dass es den Patienten/innen schlechter geht, Symptome chronischer Erkrankungen verstärken sich und die Patienten/innen fühlen sich müde und abgeschlagen.

Ist es denn überhaupt noch erstaunlich, dass bei allen diesen Einflüssen auf den menschlichen Körper chronische Erkrankungen so massiv zunehmen und dass es so wenig medizinische Antworten gibt?

Der/die Leser/in möge sich selbst ein Urteil darüber bilden...

Kleiner Lichtblick:

Eine wichtige Therapie um unseren eigenen Magnetismus zu stärken, bzw. zu ordnen ist die „Heilmagnetische Ordnungstherapie nach Johanna Arnold".

Diese wird unterstützend bei mir in der Praxis eingesetzt, gerade um Probleme, die durch veränderte Schumannfrequenzen oder dem Erdmagnetfeld entstehen, entgegenzuwirken und somit die Therapie ganzheitlich zu unterstützen.

Weitere Informationen zur „Heilmagnetischen Ordnungstherapie nach Johanna Arnold" finden sie unter:

www.mit-deinen-haenden-heilen.de

Vier Pfeiler der Gesundheit

Grundsätzlich sollten im Körper vier Dinge gut funktionieren, da sie für mich die Basis eines gesunden Körpers bilden.

1. <u>Der Magen</u>
2. <u>Der Darm und seine Flora</u>
3. <u>Der Säure-Basen-Haushalt</u>
4. <u>Das Lymphsystem</u>

<u>Schauen wir uns also</u> diese vier wichtigen Organe, Organsysteme oder auch Funktionen <u>der Reihe nach an,</u> um eine Idee zu bekommen, inwieweit Störungen dort ursächlich mit Autoimmunerkrankungen zu tun haben könnten.

Was schlägt mir auf den Magen?

Dieses sprichwörtliche „auf den Magen schlagen" sollten wir ernst nehmen, denn Stress ist für den Magen, aber auch für jede Autoimmunerkrankung, pures Gift! Der Magen mit seiner grundsätzlichen Funktion von Aufnahme und Verdauung muss unbedingt so reibungslos wie möglich funktionieren, damit wir in ein gesundes Gleichgewicht kommen können.

Ein gesunder Magen, also eine intakte Magenschleimhaut, ist meiner Erfahrung nach enorm wichtig, um eine Autoimmunerkrankung in einen stabilen Zustand zu bekommen, bzw. zu halten. Nun ist eine Typ A Gastritis aber selbst eine Autoimmunerkrankung. Wie können wir also diesen Kreislauf durchbrechen und die Magenschleimhaut in Ordnung bringen, damit die Vorverdauung und die Aufnahme von Vitalstoffen ausreichend gegeben ist und wir somit unser Immunsystem unterstützen, damit es nicht falsch reagiert?

Eine **Gastritis** (Magenschleimhautentzündung) **Typ A** ist eine so genannte **Autoimmun-Gastritis**. Diese bildet Antikörper gegen die Belegzellen und dem Intrinsic-Faktor. Daraus kann dann eine perniziöse Anämie entstehen, also eine Vitamin B12-Mangel-Anämie.

Dieser Vitamin B12 Mangel entsteht durch die verminderte Bildung des Intrinsic-Faktors, welchen der Dünndarm unbedingt benötigt, um ausreichend Vitamin B12 aufnehmen zu können.

Dieser Vitamin B12 Mangel geht uns wortwörtlich auf die Nerven, denn diese benötigen dringend ausreichend Vitamin B12.

Meiner Erfahrung nach ist bei einer Gastritis auch häufig ein zusätzlicher Mangel von Eisen, Calcium (beeinträchtigt den Säure-Basen-Haushalt) und Vitamin A zu finden, evtl. betrifft dies auch weitere B-Vitamine, wie z.B. Folsäure.

Naturheilkundlich gehe ich folgendermaßen an die Sache heran:

In meiner Praxis arbeite ich zum einen sehr erfolgreich mit dem schon genannten ETHS, aber auch unterstützend mit der Homöopathie, mit Heilpflanzen und Vitalstoffen und der heilmagnetischen Ordnungstherapie nach Johanna Arnold (Heilmagnetismus).

Den Kern einer jeden Testung und Behandlung bildet das ETHS. Mit diesem System kann man über ganz gezielte Schwingungen, ähnlich der Homöopathie, eine Gastritis

Typ A behandeln. Zusätzlich setze ich gezielt einige wenige homöopathische, sowie auch pflanzliche Mittel und den Heilmagnetismus unterstützend ein.

Jetzt ist es allerdings auch so, dass die häufigste Gastritis (ca. 80 % der Fälle) die Typ B (bakterielle) Gastritis ist und auch diese bei Patienten mit Autoimmunprozessen auftreten kann.

Grundsätzlich ist es also enorm wichtig, den Magen wieder in Ordnung zu bekommen, denn damit fängt oft alles an.

Einen Tipp möchte ich hier noch loswerden: Das Sodbrennen, das oft wenig beachtet wird, da es ja meist kommt und ohne Behandlung wieder geht, ist auf **gar keinen Fall normal**, auch wenn es nur hin und wieder auftritt, sondern das erste Anzeichen dafür, dass mit dem Magen etwas nicht in Ordnung ist!

Ohne psychologisieren zu wollen, sollte sich vielleicht jeder Mensch mit einer Magenerkrankung ernsthaft Gedanken darüber machen, was ihm denn so auf den Magen schlägt. Stress und Ärger spielen sicherlich eine große Rolle und vielleicht kann man auch dort etwas für sich ändern, um für eine Erholung des Magens zu sorgen! Die Psyche spielt immer mit, der Bereich der psychosomatischen Erkrankungen findet zunehmend

Beachtung auch in der Schulmedizin. Letztlich gibt es ja nie eine Trennung zwischen Körper, Seele und Geist, sondern das eine beeinflusst immer das andere.

Der Mensch an sich selbst, insofern er sich seiner gesunden Sinne bedient, ist der größte und genaueste physikalische Messapparat, den es geben kann.

Johann Wolfgang von Goethe

Der Darm und seine Flora

Das zweite der vier wichtigen Organe oder Funktionen im Körper, das unbedingt gesund sein sollte, ist der Darm.

Im Prinzip weiß man heute, dass 80 Prozent unseres Immunsystems im Darm sitzt. Unsere Darmflora spielt eine enorm wichtige Rolle und sollte in ihrem Aufbau nicht gestört sein. Eine gestörte Darmflora bedingt über kurz oder lang immer ein gestörtes Immunsystem – womit wir wieder beim Thema wären.

Dazu möchte ich noch einmal das Thema Nahrungsmittel näher beleuchten.

Wie schon beschrieben, sind die vielen Zusatzstoffe in unseren Nahrungsmitteln nicht unbedenklich. Es gibt sogenannte Emulgatoren, von denen zumindest einige stark im Verdacht stehen, unsere Darmflora zu schädigen. Ähnliches gilt insbesondere auch für Konservierungsstoffe.

Industriell zugesetzte Geschmacksverstärker wie Glutamat sind keine Gewürze, sondern chemische Substanzen, die unabhängig vom Aroma eines Nahrungsmittels ein künstliches Hungergefühl im Gehirn simulieren.

Beim Glutamat handelt es sich, neurologisch betrachtet, um ein Rauschgift. Es ist eine suchterzeugende Aminosäureverbindung, die über die Schleimhäute ins Blut geht, und von dort direkt in unser Gehirn gelangt. Es erzeugt künstlich Appetit.

Es werden zahlreiche schädliche Auswirkungen im Zusammenhang mit Geschmacksverstärkern vermutet. Trotz verschiedener Studien konnten bislang allerdings keine Thesen bezüglich der Rolle von Geschmacksverstärkern als auslösender Faktor bei der Entstehung von Erkrankungen nachgewiesen werden. Dennoch raten Ernährungsexperten dazu, auf Geschmacksverstärker möglichst zu verzichten. Laut Weltgesundheitsorganisation (WHO) hat Glutamat keinen schädlichen Einfluss auf den Organismus. Trotzdem kommt es bei einigen Menschen zu einer Glutamat-Unverträglichkeit oder -Allergie. Also wieder ein Thema für unseren Darm!

Eine der Nebenwirkungen von Glutamat ist sicherlich Übergewicht. Ernährungsexperten empfehlen daher qualitativ hochwertige Nahrungsmittel wie Bioprodukte, die gänzlich ohne Glutamat-Zusatz auskommen. Gewürzt wird mit frischen Kräutern und natürlichen Gewürzen.

Was ist so schlimm an einer nicht intakten Darmflora?

Bereits Hippokrates (460 – 370 v. Chr.) prägte den eindrücklichen und unmissverständlichen Satz: *„Der Tod sitzt im Darm!"*

Auf der Oberfläche der einschichtigen Darmwand sitzen viele tausend verschiedene Mikroorganismen (Bakterien), unsere Darmflora. Die wichtigsten Aufgaben dieses Ökosystems sind:

- Abwehr und Verdrängung von schädlichen Keimen
- Kommunikation mit der Darmwand und Aufnahme der richtigen Nährstoffe
- Anregung der Darmperistaltik
- Produktion von kurzkettigen Fettsäuren
- Trainieren des Immunsystems hinter der Darmwand

Was bedeutet das nun aber für unsere Gesundheit?

Die Symptome einer gestörten Darmflora umfassen allgemein Bauchschmerzen, Blähungen, eine erhöhte Infektanfälligkeit sowie Anfälligkeit für

Nahrungsmittelunverträglichkeiten. Bei einer gestörten Dünndarmflora tritt ein Blähbauch ohne abgehende Darmgase auf, der Bauch verflacht über Nacht wieder. Bei einer Fehlbesiedelung des Dickdarms dagegen tritt der Blähbauch mit abgehenden Darmgasen auf. Es sind ebenso Rückwirkungen auf das Immunsystem und Zusammenhänge der gestörten Darmbesiedelung mit dem Nervensystem zu beobachten.

Im Klartext können also folgende Symptome auftreten:

- Verdauungsstörungen wie Durchfall oder Verstopfung
- Reizdarm
- Hautprobleme
- Bauchschmerzen und Blähungen
- Allergien

Man spricht auch vom „Leaky Gut Syndrom", vom durchlässigen Darm. Ein Zustand mit einer erhöhten Durchlässigkeit der Darmschleimhaut, wobei große Moleküle, Bakterien, Proteinfragmente und andere Stoffe ins Blut übertreten und dadurch Müdigkeit, Entzündungen, Magenschmerzen, Allergien etc. verursachen können. Hier ist meiner Meinung nach eine wichtige Ursache für Autoimmunerkrankungen zu suchen!

Wo genau liegt das Problem bei den Konservierungsstoffen?

Konservierungsstoffe (Konservierungsmittel) wie Benzoesäure oder Schwefeldioxid verlangsamen oder verhindern das Verderben von Lebensmitteln durch Bakterien, Hefepilze oder Schimmelpilze. Damit sorgen Konservierungsstoffe für eine längere Haltbarkeit und Frische von Nahrungsmitteln und verringern das Risiko für Erkrankungen, wie etwa eine Lebensmittelvergiftung durch Bakterien.

Mithilfe von Konservierungsstoffen lassen sich also einige gesundheitliche Risiken verringern. Zurzeit gibt es mehr als 40 zugelassene Konservierungsstoffe.

Das Problem dabei: Konservierungsstoffe töten auch in unserem Darm Bakterien ab – und zwar auch die, die für unsere Darmflora existenziell sind.

Konservierungsstoffe stehen auch im Verdacht, bei empfindlichen Personen Symptome wie Kopfschmerzen, Durchfall und Übelkeit auslösen zu können. Außerdem sollen sie unter anderem die Entstehung von Allergien begünstigen. Besonders gefährdet sind hierbei Kleinkinder, weshalb Konservierungsstoffe in Babynahrung in der Regel nicht zugelassen sind.

Es gibt also eine Menge Stoffe, die unsere Darmflora stören können. Bei allen chronischen Erkrankungen, insbesondere bei Autoimmunerkrankungen gilt aber die Devise: Der Darm und insbesondere seine Flora müssen in Ordnung sein, um eine Linderung der Symptome oder sogar Gesundung zu ermöglichen.

Was bedeutet das für die naturheilkundliche Therapie?

Die Darmflora muss unbedingt überprüft und bei Bedarf saniert werden. Fast jeder chronisch erkrankte Patient, der zu mir in die Praxis kommt, hat Probleme mit der Darmflora, also dem Darm!

Es muss die Zusammensetzung der Darmflora überprüft werden, um entscheiden zu können, ob und welche Aufbaumittel gegebenenfalls eingesetzt werden sollten. Ich kann nur dringend davon abraten, einfach das nächstbeste probiotische Mittel zu kaufen. Diese sind in der Regel sehr teuer ohne individuell ausgetestet zu sein. Es ist durchaus möglich, dass ihr erworbenes Mittel nicht zu ihnen, sprich zu ihrer zu sanierenden Darmflora passt und deshalb keine oder nur eine geringe Wirkung zeigt.

In meiner Praxis gilt: Nur was im Test für gut befunden wird, wird auch verschrieben!

Die Sanierung der Darmflora kann ein bis sechs Monate dauern, je nachdem wie stark sie gestört ist – in Einzelfällen auch durchaus noch länger. Ob sie sich überhaupt wieder zu hundert Prozent regeneriert, zeigt sich oft erst im Laufe einer Therapie.

Säuren und Basen

Die dritte Säule der vier wichtigen Organe oder Funktionen ist der Säure-Basen-Haushalt. Ist dieser nicht in Ordnung, kann das unter Umständen sogar zu lebensbedrohlichen Situationen führen.

Säure-Basen-Haushalt ist die allgemeine Bezeichnung für diverse physiologische Regelmechanismen nach dem Prinzip der Homöostase. Sie halten den Ablauf der notwendigen Stoffwechselvorgänge bei einem pH-Wert von 7,4 (±0,05) im Blut aufrecht. Zur Regulierung des Säurebasengleichgewichts tragen die Puffereigenschaften des Blutes und der Gewebe sowie der Gasaustausch in der Lunge und der Ausscheidungsmechanismen der Niere bei. Störungen im Säure-Basen-Haushalt des Körpers führen zu Azidose (Übersäuerung) oder Alkalose (Untersäuerung) und können sich lebensbedrohlich auswirken.[8]

Das Grundproblem: Störungen des Säure-Basen-Haushalts treten häufig auf, werden jedoch in der Praxis

---

[8] *WIKIPEDIA*

oft übersehen. Die Homöostase des pH, das Säure-Basen-Gleichgewicht, ist ein wichtiges Regulationsziel des Organismus. Unter physiologischen Bedingungen wird der pH-Wert des Blutes durch verschiedene Puffersysteme und Kompensationsmechanismen in sehr engen Grenzen (zwischen 7,38 und 7,42) gehalten, weil hier die meisten Gewebe und Zellen ihr Funktionsoptimum haben. Ist das Säure-Basen-Gleichgewicht gestört, lassen sich nach dem pH-Wert eine Alkalose (pH > 7,44) von einer Azidose (pH < 7,36) unterscheiden. Gravierende Störungen des Säure-Basen-Gleichgewichtes – das heißt pH-Werte unterhalb von 7,1 oder oberhalb von 7,6 – zeigen eine potenziell lebensbedrohliche Situation an.

Patienten mit Niereninsuffizienz, Diabetes, einer Leberzirrhose, einem Emphysem, Diarrhöen oder chronischem Erbrechen sowie unter bestehender Diuretika Therapie sind hier sicherlich besonders gefährdet.

Nach meiner Erfahrung der letzten Jahre ist häufig ein Vitalstoffmangel das Problem und zwar meistens, weil eine Aufnahmestörung vorliegt - hier kommen wieder meine Betrachtungen von Magen und Darm ins Spiel. Sind Magen und/oder der Darm nicht in Ordnung, folgt daraus häufig eine Aufnahmestörung von Mineral- und

Vitalstoffen. Darunter fallen die für den Säure-Basen-Haushalt unter anderem besonders wichtigen Stoffe wie Calcium, Kalium, Magnesium und auch Zink.

Liegt hier eine Unterversorgung vor, werden wir im wahrsten Sinne des Wortes sauer – wir übersäuern.

Ist der Grund eine Aufnahmestörung, bedeutet dies allerdings, dass Sie so viele gesunde Nahrungsergänzungsmittel zuführen können wie sie wollen, es wird sich nicht wirklich viel ändern. Natürlich kommt etwas mehr von den Mineralien an, wenn sie entsprechend viel in sich hineinschütten, aber bei einer Aufnahmestörung ist das ein völlig unsinniges Unterfangen. Der Markt der Nahrungsergänzungsmittel ist riesig und mein Aussage dazu ist nur: Einer hat auf jeden Fall etwas davon, wenn sie diese regelmäßig kaufen!

Als erstes muss also nach den Ursachen der Aufnahmestörung geschaut werden und dementsprechend behandelt werden. Wenn die Störungen beseitigt sind, kann es im Einzelfall wirklich auch einmal Sinn machen, ein Nahrungsergänzungsmittel zuzuführen, um den Speicher wieder schneller aufzufüllen.

Genauso wichtig ist es aber auch, auf die Ernährungs- und Lebensgewohnheiten des Patienten zu schauen. Aufnahmestörungen spielen sicher eine große Rolle, aber wir ernähren uns in unserer Wohlstandsgesellschaft auch zu sauer. Bedenken sie, nicht alles was sauer ist macht sauer und umgekehrt. Die Übersäuerung wird auch gefördert durch zu viel Süßes, Alkohol, Weißbrot, Fleisch- und Wurstwaren (hier vor allen Dingen Schweinefleisch) und vor allem auch durch zu viel Stress!

Nicht zu vernachlässigen ist auch unser Hormonhaushalt und hier sollte vor allen Dingen ein Auge auf das Parathormon geworfen werden.

Eine Übersäuerung des Bindegewebes wirkt sich negativ auf Sehnen und Gelenke aus.

Durch die Belastung mit nicht abtransportierten Giftstoffen verursacht die Übersäuerung Symptome an Gelenken und Muskeln, aber auch Sehnen, welche die Lebensqualität stark einschränken können.

Das Spurenelement Zink hat z.B. die Eigenschaft, dass es das Immunsystem stärkt, aber auch den Säure-Basen-Haushalt stabilisiert. Auch hier finden wir also wieder die Brücke zum Thema Immunsystem!

Entgiftung und die Lymphe...

Als viertes der vier wichtigen Organe oder auch Funktionen und meiner Meinung nach die wichtigste Säule sind die Entgiftung und das Lymphsystem.

Wie sie bereits gelesen haben, nehmen wir jede Menge Stoffe zu uns, die nicht unbedingt natürlich oder gesund sind – und diese Stoffe sollten, bzw. müssen dringend ausgeschieden werden.

Selbstverständlich müssen auch sämtliche Stoffwechsel-Abfallprodukte entgiftet werden. Sind Entgiftungsprozesse gestört, kann es im schlimmsten Fall zu einer Vergiftung des Körpers kommen.

Da das Lymphsystem ein wichtiger Bestandteil des Immunsystems ist, spielt es natürlich auch bei den Autoimmunerkrankungen, sowie meiner Meinung nach bei allen chronischen und allergischen Erkrankungen, eine große Rolle.

Die Lymphe besteht aus:

> - Lymphknoten
> - Lymphgefäße

- Thymusdrüse (nur bei Kinder)
- Gaumen-, Zungen- und Rachenmandeln (lymphatischer Ring)
- Lymphatisches Gewebe im Darm
- Milz

Als Lymphe wird die wässrige hellgelbe Flüssigkeit bezeichnet, die das Bindeglied zwischen dem Blutplasma und der Gewebsflüssigkeit bildet.

Etwa 90 % der Flüssigkeitsmenge aus den Zwischenzellräumen, welche durch die Kapillaren des arteriellen Systems dort hingelangt, wird von den feinen venösen Blutgefäßen rückresorbiert, also aufgenommen. Die restlichen 10 % verbleiben als Lymphe in den Zwischenzellräumen.

Die Lymphkapillare nehmen diese verbliebenen 10 % der Flüssigkeit (die Lymphe) auf. Durch die immer größer werdenden Lymphgefäße wird die Lymphe zu den Lymphknoten transportiert. Diese reinigen die Lymphe von Fremdkörpern, Zelltrümmern und Krankheitserregern. Aus diesem Grund schwellen die Lymphknoten auch bei Infektionen an.

Wird der Lymphfluss beeinträchtigt oder gar unterbrochen, kann sich durch den Stau ein Lymphödem bilden. In diesem Fall wird das Problem sichtbar und relativ gut diagnostizierbar.

Ich habe allerdings die Erfahrung gemacht, dass häufig massive Probleme auftreten können, bevor sich überhaupt so viel Lymphflüssigkeit im Gewebe, durch eine Lymphabflussstörung ansammelt, dass diese sichtbar wird.

Hier stellt sich dann auch gleich die Frage: „Wie stelle ich das fest?"

Jetzt kommt wieder das ETHS ins Spiel. Mit Hilfe dieses Systems, kann ich sehr einfach eine Lymphabflussstörung testen, denn es gibt hierfür sogar ein eigenes Programm.

Zeigt dieses Programm eine Störung im Lymphfluss an, besteht nach meiner Erfahrung Handlungsbedarf. Auch eine Lymphabflussstörung, die noch nicht zu sehen ist, verursacht in der Regel massive Probleme beim Patienten!

Um solch einer Lymphabflussstörung zu begegnen, habe ich, je nach Disposition des Patienten, drei unterschiedliche Behandlungsmöglichkeiten. Die einfachste und direkt anwendbare ist natürlich die Harmonisierung mit dem ETHS.

Dies allein ist jedoch oft nicht ausreichend und da ich nun einmal möglichst ursachenorientiert arbeite, stellt sich mir in so einem Fall natürlich gleich die Frage:

Was machen die Entgiftungsfunktionen generell beim Patienten und wie sieht sein Darm, besonders die schützende Darmflora aus?

Ist die Darmflora nicht in Ordnung, werden Stoffe ins Blut rückresorbiert, die dort nicht hingehören und dadurch zusätzlich die Entgiftung und die Lymphe beim Patienten belasten. In diesem Fall setze ich häufig ein homöopathisches Mittel ein, welches den Darm und die Lymphe behandelt.

Mit dem ETHS habe ich natürlich auch die Möglichkeit die verschiedenen Entgiftungsfunktionen im Körper zu testen. Sollte es auch dort ein Defizit geben, greife ich zu einem pflanzlichen Mittel in flüssiger Form, welches sich als Entgiftungs- und Lymphmittel hervorragend eignet.

Gibt es ein Lymphproblem, kann ich immer wieder beobachten, dass sämtliche Symptome, die gar nicht direkt mit dem Lympabfluss zu tun haben, verstärkt auftreten.

In diesem Zusammenhang ist auch sehr auffällig, dass so genannte Schübe, also akute Verschlechterungen eines chronischen Zustandes, fast immer parallel zu einer Lymphabflussstörung beim Patienten/in auftreten. Behandelt man dann die Lymphabflussstörung, bessert sich die Symptomatik des Schubes sehr häufig .

Eine Lymphabflussstörung verstärkt meiner Erfahrung nach allergische Symptome, rheumatische Beschwerden und die vielen Symptome, welche durch Autoimmunerkrankungen ausgelöst werden können, wobei natürlich der rheumatische Formenkreis sowieso zu den Autoimmunerkrankungen zählt.

Im ETHS befindet sich ein eigenes Autoimmunprogramm. Dieses Programm hilft mir dabei, die Symptome schneller in den Griff zu bekommen. Die Suche und Behandlung nach den Ursachen ersetzt dies natürlich nicht!

Den Erregern auf der Spur

Meine Erfahrungen in den letzten Jahren zeigen, dass Erregerbelastungen eine herausragende Rolle beim Thema Autoimmunerkrankungen spielen können.

Es empfehlen sich Tests nach Bakterien, Viren, Parasiten und Pilzen. Ich teste diese normalerweise energetisch mit dem ETHS, es stehen jedoch auch andere Verfahren wie Kinesiologie o.ä. zur Verfügung.

Viren:

Viren haben, anders als Bakterien, keinen eigenen Stoffwechsel und benötigen deshalb eine Wirtszelle. Das bedeutet, der Virus benutzt unsere eigenen Körperzellen, besiedelt diese und baut die DNA für sich um. Somit haben wir das Problem, dass unser Immunsystem, um den Virus zu zerstören, gegen körpereigene Zellen vorgehen muss.

Ob durch Impfung oder das Durchleben eines Virusinfektes, es besteht immer die Möglichkeit, dass unser Immunsystem den Virus nicht vollständig bekämpfen, bzw. beseitigen kann und dieser dadurch latent im Körper bleibt. In diesem Fall spricht man oft von einer (latenten) Chronifizierung der Krankheit. Ein

Beispiel ist das chronische Pfeiffer'sche Drüsenfieber, hervorgerufen durch den EBV – Epstein Bar Virus.

Viren müssen aufgespürt und beseitigt werden, da sie unser Immunsystem permanent beschäftigen und somit die Ruheschwelle des Immunsystems zu hoch ist und Fehlreaktionen hervorgerufen werden können.

Zur Erinnerung: Eine Autoimmunerkrankung ist eine Fehlreaktion des Immunsystems!

Bakterien:
Bakterien haben, anders als Viren, einen eigenen Stoffwechsel, benutzen also nicht unsere Zellen als Wirtszelle. Trotzdem sind es gerade die Bakterien, die unserer modernen Medizin so viel Sorgen bereiten. Immer mehr Antibiotika-Resistenzen machen sich breit und immer öfter muss auf Reserve-Antibiotika zurückgegriffen werden.

Ein großes Problem im Zusammenhang mit Bakterien sind Toxine, Bakteriengifte, die aus dem Bakterienstoffwechsel entstehen. Giftstoffe dieser Art müssen in jedem Fall gebunden und ausgeschieden werden, das gleiche gilt auch für Parasiten.

Pilze:

Zum Thema Pilze gibt es viel zu schreiben, ich möchte nur kurz auf die wichtigsten Aspekte im Hinblick auf Autoimmunerkrankungen eingehen.

Da wären zunächst die Schimmelpilze. Diese nehmen wir leider ungewollt über die Luft (also unseren Atemwegen) auf. Feuchte Stellen im Keller, Bad oder andere Räumen sind oft von Schimmelpilzen befallen. Die Sporen und auch hier die Toxine (Schimmelpilzgifte) breiten sich in der Raumluft aus und werden von uns eingeatmet. Häufige Symptome sind Beschwerden in den Atemwegen. Toxine können dadurch jedoch auch ins Blut gelangen. Auch hier sind wir wieder beim Thema „Entgiftung".

Ein weiteres großes Thema sind die Candida-Hefepilze. Diese tummeln sich physiologisch im Darm und dürfen dort nicht überhand nehmen. Hefepilze breiten sich leichter aus, wenn die Darmflora geschädigt ist – und durch die Zufuhr von Zucker, denn Hefepilze leben von Glukose!

Hefepilze müssen unbedingt beseitigt werden, um der Darmflora die Chance zu geben, sich zu regenerieren.

Was sonst noch?

Befassen wir uns an dieser Stelle vielleicht doch noch einmal mit dem Titel dieses Buches:

Autoimmun – gegen sich selbst

Autoimmunerkrankung bedeutet also nach derzeitigem Wissensstand:

Autoimmunerkrankung ist in der Medizin ein Überbegriff für Krankheiten, deren Ursache eine überschießende Reaktion des Immunsystems gegen körpereigenes Gewebe ist. Irrtümlicherweise erkennt das Immunsystem körpereigenes Gewebe als zu bekämpfenden Fremdkörper. Dadurch kommt es zu schweren Entzündungsreaktionen, die zu Schäden an den betroffenen Organen führen.

(WIKIPEDIA)

Wir haben im Vorfeld vielfältige Ursachen auf der physiologischen Ebene betrachtet und sollten uns nun doch auch einmal die psychische Seite anschauen.

Hier geht es mir nicht darum, den „Seelenklempner" spielen zu wollen, oder Beschwerden auf die psychische Ebene abzuschieben, sondern um den Buchtitel.

Was bedeutet denn in diesem Zusammenhang „gegen sich selbst"?

Sind wir vielleicht doch oft ein wenig zu streng gegen uns selbst, fordern zu viel von uns, weil andere in unserer Gesellschaft zu viel von uns fordern?

Gerade hier in Deutschland sind wir zu einer absoluten Leistungsgesellschaft herangewachsen. Nur Leistung zählt und wer diese nicht erbringen kann, fällt raus aus dem sicheren Netz der arbeitenden Gemeinschaft.

Immer mehr Arbeit auf immer weniger Personen verteilen, das ist heute doch die überwiegende Devise in den Unternehmen. Burnout und andere psychische Erkrankungen nehmen auch zu, weil Leistungsdruck immer weiter steigt.

Psychische und mentale Überlastung macht nicht nur psychisch krank, sondern kann auch die Entstehung von Autoimmunerkrankungen fördern.

Denken wir nur an den Magen, der eine so wichtige Rolle spielt und an das, was mir wortwörtlich auf den Magen schlägt. Die Verbindung unseres autonomen Nervensystems mit den Organen spielt hier eine große Rolle, immer mehr psychosomatische Erkrankungen werden als solche diagnostiziert.

Körper, Seele und Geist sind nicht getrennt voneinander zu betrachten, sondern gehören zusammen.

Sicherlich kennen Sie auch die Redewendung: „Geh mir nicht auf den Geist". Auch hierin steckt viel Wahrheit, denn was unseren Geist stört und schädigt, macht sich irgendwann auch grobstofflich, also körperlich bemerkbar.

Lassen sie sich also nicht immer vor den so genannten Karren spannen, sondern versuchen sie auch einfach einmal zu entschleunigen und ihr Körper, ihre Seele und ihr Geist wird es ihnen danken.

In diesem Sinne hoffe ich, dass allein das Lesen dieses Buches zu ihrer Entschleunigung beigetragen hat und sie für sich neue Erkenntnisse sammeln durften.

Wie sie sich auch entscheiden, ihre Autoimmunerkrankung behandeln zu lassen, es ist ihr Weg und wird für sie in diesem Moment auch wohl der richtige Weg sein...

Schlusswort

Der technische Fortschritt ist nicht aufzuhalten und in jedem Fall ein Gewinn für die Menschheit. Wie alles hat auch er Schattenseiten, mit denen wir als Menschheit und natürlich als Einzelne lernen müssen umzugehen.

Wir fliegen zum Mond, erkunden das Weltall, erfinden immer schnellere und fähigere Kommunikationssysteme, werden scheinbar immer unabhängiger von der uns umgebenden Natur.

Niemand möchte zurück in die Steinzeit, wir alle wollen die Erleichterung durch technische Geräte nutzen.

Das gilt natürlich auch für die Medizin, die sich in den letzten zweihundert Jahren zunehmend technisiert hat.

Auffällig ist dabei aus meiner Sicht, dass chronische Erkrankungen wie Rheuma oder Allergien, denen ein autoimmunes Geschehene zugrunde liegt, nach wie vor große Ratlosigkeit in der Medizin erzeugt. Diagnose wie Therapie sind lückenhaft und nicht wirklich befriedigend.

Die Antwort liegt wohl an anderer Stelle als vermutet, nämlich in der Frage, ob wir grobstoffliche Wesen sind, oder ob es auch andere, feinstoffliche Ebenen gibt, die maßgeblich mit der Entstehung von Krankheit zu tun haben.

Würden wir dies akzeptieren, kann es uns gelingen, chronische Erkrankungen wirklich nachhaltig zu behandeln oder sogar zu heilen.

Dieses Buch hat nicht den Anspruch sämtliche Fassetten des Krankheitsbildes von Autoimmunerkrankungen anzusprechen, genauso wenig darüber zu beraten oder überhaupt zu irgendetwas zu raten oder von anderem abzuraten.

Mein Anliegen ist, Ihnen meine Erfahrungen und die möglichen Alternativen aufzuzeigen.

Welche Wege sie zur Gesundung gehen möchten, entscheidet jeder Mensch selbst, denn jeder ist zu hundert Prozent für sich selbst verantwortlich und sollte diese Verantwortung nicht versuchen, auf seinen Arzt, Heilpraktiker oder Therapeuten abzuschieben.

Seien sie ein mündiger Bürger und Patient – hinterfragen sie alle Informationen die sie bekommen, egal von wem und woher! Es war noch nie so einfach, sich selbst umfassend zu informieren, wie im Zeitalter des Internets, also nutzen sie ihre Möglichkeiten.

Es wird sicher noch ein langer Weg sein, den Vormarsch der Autoimmunerkrankungen zu stoppen - am Ende können wir nur alle selbst etwas dagegen tun – und wenn alle alles tun, können die Wirkungen gewaltig sein.

- Der Autor -

Danksagung

An dieser Stelle möchte ich Danke sagen zu allen Menschen in meiner Nähe, die es entweder möglich gemacht haben, dass dieses Buch entstehen konnte, oder mich in welcher Weise auch immer unterstützt haben.

Ganz besonders möchte ich meiner Familie und insbesondere meiner wundervollen Frau für die dauernde Unterstützung danken, ohne die ich viele Dinge nicht bekommen, bzw. erlebt hätte.

Und natürlich gilt mein Dank all denjenigen, die sich die Zeit genommen haben, dieses Buch vor der Veröffentlichung zu lesen und mir durch ihre Kommentare hilfreich zur Seite standen.

Ein besonderer Dank gilt aber meiner Lektorin Conny Dollbaum-Paulsen. Ohne ihre Hilfe wäre aus diesem Buch nicht das geworden, was Sie jetzt in Ihren Händen halten! Sie hat geholfen, meine Ideen in die richtigen Worte und in die richtige Struktur zu fassen – vielen Dank dafür liebe Conny!

Über den Autor

Dieter Wippermann ist Baubiologe und Heilpraktiker mit eigener Praxis im Raum Paderborn und in den Ammergauer Alpen.

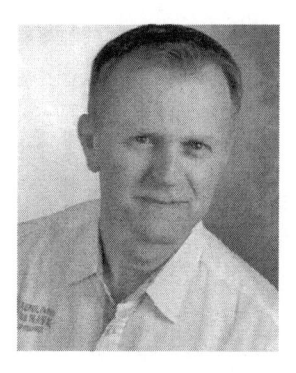

1966 als Sohn einer Handwerkerfamilie geboren, wuchs er in einem kleinen Dorf nahe Paderborn mit seinen zwei älteren Schwestern auf.

Nach einer technischen Ausbildung und einer ebenso technischen Berufslaufbahn, führte ihn seine eigene Erkrankung zur Baubiologie und in die Ausbildung zum Heilpraktiker.

Er lebt zusammen mit seiner jetzigen Frau, und hat einen Sohn, einen „Patchworksohn" und eine Tochter.

Literaturverzeichnis

- WIKIPEDIA – Die freie Enzyklopädie
- http://diabetes.diabetesjournals.org
- de.statistica.com
- Bundesamt für Strahlenschutz (www.bfs.de)
- www.ingenieur.de
- Dieter Broers: Der verratene Himmel – Rückkehr nach Eden; 1. Auflage 2014

Printed in Poland
by Amazon Fulfillment
Poland Sp. z o.o., Wrocław